LES

SIGNES CERTAINS DE LA MORT

MIS A LA PORTÉE DE TOUT LE MONDE.

LES SIGNES CERTAINS
DE LA MORT

MIS A LA PORTÉE DE TOUT LE MONDE

AFIN D'EMPÊCHER

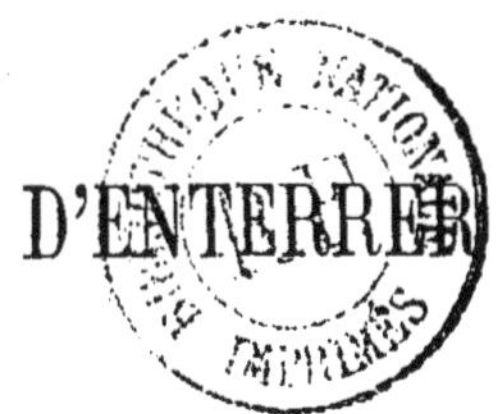

D'ENTERRER LES PERSONNES VIVANTES

PAR

Le Docteur de Comeau.

Cor primum vivens, ultimum moriens,
Le cœur vit le premier, meurt le dernier.
HALLER.

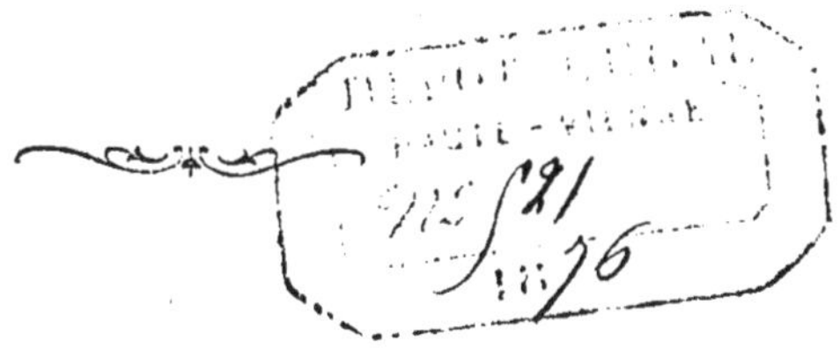

LIMOGES
Mme J. DUMONT, LIBRAIRE-ÉDITEUR
Place et Rue Saint-Martial.

1876

PRÉFACE.

C'est d'une bien terrible question que nous venons saisir le public.

Chaque jour, l'impitoyable mort exerce au milieu de nous les plus douloureux ravages. Elle passe et de petits enfants demeurent abandonnés sur cette terre, sans guide, sans protecteur, sans un cœur qui les aime ; et de malheureuses mères restent privées de toute consolation en ce monde ; et de vertueuses femmes, veuves d'un époux qui était leur seule richesse, ne savent plus comment élever leur petite famille ; chaque jour, nous voyons porter en terre quelqu'un de nos semblables.

Mais est-il bien certain qu'on ne dépose jamais dans la tombe des personnes vivantes ?

Nos parents, nos amis, pouvons nous affirmer qu'ils

sont bien morts quand on les place dans le cercueil? Et nous-mêmes ne serons-nous pas un jour enterrés prématurément, et condamnés par l'imprévoyance de notre entourage à la plus atroce de toutes les morts?

Celui qui écrit ces lignes était encore bien jeune, quand son attention fut attirée sur ce redoutable problème, par un fait survenu dans sa famille. Depuis qu'il est médecin, il n'a cessé de rechercher les signes certains de la mort, et les moyens d'arracher son semblable au plus grand de tous les dangers.

Y aurait-il beaucoup de cas d'inhumations prématurées? Au premier abord, il semblerait bien difficile de répondre. Comment savoir ce qui se passe au fond des tombeaux? Ecoutez pourtant :

1° Mort apparente, inhumation, la personne est sauvée par un voleur.

Il y a quelques années, on enterrait à Poitiers la femme d'un orfèvre nommé Mervache ; on lui avait laissé quelques bagues d'or. Un homme du voisinage l'apprend, se rend au cimetière la nuit suivante, et déterre le corps. Il veut arracher les bagues qui résistent et blessent le doigt. La femme se réveille et se plaint ; le voleur effrayé s'enfuit, mais il a sauvé la prétendue morte, qui, revenue de son apoplexie, sort du cercueil et retourne chez elle. Elle vécut encore quelques années, et eut plusieurs enfants, qui exercent encore à Poitiers la profession de leur père (1).

2° Mort apparente, inhumation précipitée.

Un jurisconsulte de Vesoul, ville de la Franche-Comté, près de Besançon, était sujet à de fréquents accès de léthargie; mais, sur le point de contracter mariage, il cachait soigneusement sa maladie; il n'avait fait confidence de son état qu'au prévôt de la ville, qui, obligé par sa charge de demeurer toujours à Besançon, saurait bien, pensait-il, le cas échéant, le soustraire à un enterrement prématuré. Le mariage se conclut; tout va bien durant un certain temps. Un jour cependant, le malade est pris d'un accès des plus violents. Sa femme, qu'il n'a point prévenue, le croit mort; le prévôt est absent; on place le malheureux dans un cercueil. Il allait être enterré, quand fort heureusement revint le prévôt, qui fit surseoir à la cérémonie funèbre, et donna ainsi seize ans de vie au cataleptique (2).

3° Mort apparente, inhumation.

Un ancien officier, demeurant à Pont-à-Mousson, tomba dans une profonde léthargie, et au bout de

(1) Bruhier, addition, t. I, p. 99-100.

(2) Bruhier, addition, p. 117-118.

36 heures, on ne douta plus qu'il ne fût mort et on se décida à l'enterrer. La cérémonie religieuse était terminée, la bière était en terre, les assistants s'étaient retirés, déjà la fosse était à moitié comblée, quand un bruit sourd, sortant du cercueil, vint frapper de terreur les fossoyeurs ; l'un d'eux courut chercher un commissaire de police, celui-ci envoya quérir un médecin, et ce ne fut qu'au bout de trois quarts d'heure qu'on ouvrit le cercueil ; il était trop tard, on trouva le malheureux officier, une main derrière la tête, la bouche ensanglantée ; le médecin essaya divers moyens pour le ranimer, tout fut vain ; il n'y eut plus le moindre signe de vie, qui s'était éteinte de la manière la plus horrible (1).

4° Mort apparente.

Une dame, à la suite d'un accès de catalepsie, demeura sans pouls et sans respiration. Ne pouvant tirer une goutte de sang de ses veines, on la crut morte, et on fit les apprêts de son enterrement. Les stimulants la rappelèrent cependant à la vie ; elle déclara, quand elle fut rétablie, qu'elle avait vu tous les préparatifs qu'on faisait pour l'ensevelir (2).

5° Mort apparente, inhumation, incendie du cercueil, résurrection.

Dans le courant de l'année 1842, un habitant d'une des

(1) Richard, de *la Léthargie*, p. 15.

(2) Richard, de *la Léthargie*, p. 15.

communes de la Charente-Inférieure, succomba après une maladie de peu de durée. C'était un simple garde-champêtre, sans famille, sans aisance, sur lequel aucune larme n'avait été versée. A peine refroidi, son corps est extrait de son lit et déposé sur une paillasse recouverte d'un mauvais drap ; la nuit est venue, une branche de buis et un vase rempli d'eau bénite ont été placés auprès du cadavre ; une vieille femme veille suivant l'usage du pays, un cierge de cire jaune éclaire cette lugubre scène. Vers le milieu de la nuit la gardienne, vaincue par le sommeil, s'est endormie profondément.

Il est deux heures ; tout à coup la vieille s'éveille, et se voit entourée de flammes. Frappée de terreur, elle s'élance dehors en appelant au secours. Les voisins accourent à ses cris, se précipitent vers la maison mortuaire, et reculent épouvantés ; sur le seuil, ils ont vu un spectre se traînant péniblement sur ses jambes couvertes de brûlures ; c'était le prétendu mort, que l'incendie avait rappelé à la vie. Il guérit de ses brûlures et revint à la santé (1).

6° Mort apparente, inhumation prématurée.

C'était par une sombre et froide nuit d'hiver, neuf heures venaient de sonner à l'horloge de Saint-Nizier-de-Marcigny ; l'église du couvent des Récollets n'était éclairée que par la flamme vacillante d'une seule lampe,

(1) Lenormand, des *Inhumations précipitées*. Masson 1844, p. 77.

et le silence n'était interrompu que par les sifflements d'un vent impétueux, qui chassait contre les vitraux quelques rares flocons de neige. Malgré la rigueur de la saison et l'heure déjà avancée, une femme d'un certain âge était pieusement agenouillée sur la pierre non loin du maître-autel. Tout à coup il lui semble entendre de lointains gémissements, mêlés au tumulte de la tempête. Elle écoute, les mêmes plaintes se répètent. Malgré le tremblement qui s'est emparé d'elle, elle fait quelques pas, et distingue une voix caverneuse criant par intervalle avec efforts : « Frères Récollets, venez à mon » secours! ô, mon Dieu, ayez pitié de moi! »

En proie à une inexprimable terreur, la femme s'élance hors de l'église, et sonne à la porte du couvent en demandant instamment à voir le prieur. Celui-ci, qui était le directeur de sa conscience, et qui connaissait la vie austère de sa pénitente, crut qu'elle avait été le jouet d'une aberration des sens causée par des jeûnes exagérés, et n'attacha aucune importance à ce fait, dont il ne voyait aucune explication plausible. En conséquence, il la rassura de son mieux, et la congédia dès qu'il la vit plus calme.

Un mois après, un des pères Récollets vint à mourir; son corps, accompagné de tous les religieux et d'une nombreuse foule de laïques, avait été porté à l'église. Le service terminé, le cortége s'achemina vers le caveau de l'église du couvent. Le caveau était creusé sous l'église; on y communiquait au moyen d'un escalier qui s'ouvrait dans une des chapelles latérales, et qui était fermé par une lourde pierre. Dès que l'on fut entré dans cette chapelle, plusieurs des assistants réunirent leurs forces pour soulever la pierre, et quand un rayon de lumière eut éclairé l'entrée du caveau, on vit alors un spectacle qui arracha des cris d'horreur. Un cadavre, vêtu d'une robe de moine, était agenouillé sur les premiers degrés, la face contre terre, ses traits avaient conservé l'expression de la plus vive douleur, de profondes morsures aux poignets et à l'avant-bras, attestaient que l'infortuné avait lutté pendant de longues heures contre les tortures de la faim. Sa robe, ses épaules et la peau du sommet du crâne, s'étaient usés contre la pierre inflexible qu'il avait en vain essayé de soulever, et ses muscles contractés, qui se dessinaient encore en relief à travers la peau, témoignaient que la mort seule avait pu mettre un terme à ses efforts désespérés.

C'était le corps du jeune frère, que l'on avait descendu dans la tombe un mois auparavant.

Ce fait s'est passé à Marcigny (Saône-et-Loire) quelques années avant la révolution. Il existe encore dans cette ville, un petit nombre de vieillards qui en ont conservé le souvenir (1).

Je m'arrête, ne pouvant prolonger indéfiniment les citations; mais ce ne sont pas les documents qui font

(1) Lenormand, *Loc cit.*, p. 68.

de choses, si l'on pourra jamais arriver à une sérieuse constatation officielle des décès, mais, je suis convaincu que pas un homme, fut-il un monstre, ne voudrait laisser enterrer vivant son semblable, et j'ai cru que la solution du problème serait bien avancée, si chacun était mis à même de reconnaître la mort d'une manière certaine. C'est le but de cet écrit.

J'ai banni autant que possible tout appareil scientifique ; j'ai prétendu faire une œuvre populaire, accessible à toutes les intelligences, que le plus ignorant puisse consulter avec fruit. Si je puis éclairer les familles et empêcher un enterrement prématuré, je serai largement récompensé de mes peines.

L. de Comeau.

Nota. — Un petit dictionnaire alphabétique se trouve à la fin du volume, expliquant les mots scientifiques que le lecteur ne comprendrait pas en lisant l'ouvrage.

LES SIGNES CERTAINS DE LA MORT

MIS A LA PORTÉE DE TOUT LE MONDE

POUR

EMPÊCHER D'ENTERRER LES PERSONNES VIVANTES.

CHAPITRE Ier.

L'Agonie et la Mort.

On entend en général par agonie, cet espace de temps plus ou moins long, précurseur de la mort, où un désordre profond de toutes les fonctions annonce une destruction prochaine. Cependant, tous ces phénomènes peuvent exister et l'agonisant revenir à la vie. Il est aussi des cas où l'individu meurt sans les avoir éprouvés ; on dit alors qu'il est mort en pleine connaissance, sans agonie. Comment s'opère le passage de la vie à la mort? Cette question intéressante est restée jusqu'ici sans solution, et l'on ne peut disconvenir qu'il ne soit, dans beaucoup de cas, très-difficile d'y répondre.

Les fonctions ne sont pas toutes d'une égale importance, il en est qui peuvent se suspendre pendant un certain temps, sans que pour cela l'individu cesse d'exister ; il en est d'autres, dont la suspension complète, instantanée, entraîne nécessairement la mort, telle est la circulation; la rupture complète du cœur et des gros vaisseaux, est sur-le-champ mortelle. Après la circulation, la cessation de la respiration est la plus promptement suivie de la mort. Enfin l'innervation abolie entraîne aussi nécessairement la cessation de la vie. Ces trois fonctions ont l'une sur l'autre une telle influence, que l'une d'elles ne saurait être interrompue sans occasionner le trépas. Il n'en est pas de même des autres qui ne sont que secondaires, c'est-à-dire qui n'existent que pour celles-ci ou par elles, telles que la digestion, l'absorption, l'exhalation, les sécrétions, les excrétions, etc., etc., leur suspension n'entraîne pas nécessairement la mort; ce n'est que lorsque cette suspension a duré quelque temps, qu'elle influe sur l'une des trois fonctions principales, dont nous avons parlé, ou sur toutes les trois, et que la mort survient. Cela posé, il sera facile de se rendre compte de l'agonie dans la plupart des circonstances. Sa non existence n'étonnera pas, lorsque l'un des organes qui président à l'une des trois fonctions principales, sera tout à coup et entièrement mis hors d'état d'exercer cette fonction; ainsi la rupture du cœur, la solution de continuité de la moelle épinière (car les épanchements les plus considérables dans la substance cérébrale ne tuent pas sur-le-champ, ce qui dépend sans doute de ce qu'il reste toujours une partie de cerveau qui agit) donneront lieu à une mort instantanée. L'agonie pourra aussi ne pas exister dans les cas où la maladie aura marché avec tant de lenteur, que l'organe sera arrivé d'une manière insensible au point de ne pouvoir plus exécuter sa fonction ; tel est le cas de certaines phtisies, de quelques maladies de cœur, etc., etc. Hors ces cas, la mort sera toujours précédée d'un certain temps d'agonie. Il me paraît évident que le cerveau est le siège de la cause de l'agonie, qu'il soit affecté primitivement ou secondairement. Dans les cas où il sera primitivement affecté, il sera facile de se rendre compte de l'abolition de l'intelligence, et par suite, du désordre général des autres fonctions, désordre occasionné par le défaut d'innervation, cause première de l'action des organes. Dans le cas où il ne serait que secondairement affecté, c'est-à-dire, où une maladie de quelque autre viscère amènerait la mort, on peut encore se rendre un compte satisfaisant de ce qui se passe alors. La maladie peut encore agir d'une manière plus ou moins directe sur l'encéphale, si par sa nature elle transmet vers cet organe quelques principes délétères, la cessation de l'innervation se concevra facilement. Je ne citerai pas pour exemple les maladies sans siège reconnu, ce qui pourrait paraître une hypothèse, quoiqu'il soit vraisemblable que tel soit leur mode d'action ; mais je citerai les cas d'empoisonnement par les narcotiques, les stupéfiants, dont on ne pourra révoquer en doute la manière d'agir ; l'agonie se concevra alors parfaitement. Les divers cas d'asphixie seront tout aussi faciles à saisir ; l'individu asphixié par un gaz délétère, reçoit dans le cerveau, par voie de la respiration et de la circulation, l'influence pernicieuse de ce gaz ; celui qui le sera par privation d'air, ne recevra dans le cerveau qu'un sang privé de qualités vivifiantes, incapable de stimuler cet organe convenablement, lequel tombera dans le collapsus et ne réagira plus sur les autres parties ; de là l'agonie, la mort. Il en sera de même de toute maladie qui empêchera la respiration ; une péripneumonie, une pleurésie, etc., etc., en procédant ainsi des cas simples et évidents aux cas plus difficiles, il me semble que la question s'éclaircit singulièrement. Il en sera à peu près de même dans les différents organes digestifs ; l'alimentation est la source principale de la réparation ; celle-ci n'ayant plus lieu, un sang pauvre ne peut plus porter vers le cerveau des matériaux réparateurs ; celui-ci languit, l'agonie et la mort s'ensuivent, et d'autant plus facilement que la douleur, aura déjà affaibli l'organe principal de la vie, le cerveau. Les maladies des membres occasionneront ces phénomènes avec beaucoup plus de lenteur, mais il sera nécessaire qu'elles soient considérables ; la circulation me paraît dans ce cas la cause de tous les accidents, elle puise dans l'endroit malade les principes funestes qui, dirigés vers le cerveau, font naître l'agonie, comme nous venons de le dire. Enfin pour les maladies sans siège reconnu, on est réduit à supposer que leurs principes agissent directement sur l'encéphale ; ainsi dans l'épilepsie et les autres névroses, il paraît que les choses se passent ainsi ; peut-être pourrait-on en dire autant des fièvres intermittentes et des autres fièvres réputées essentielles ; ainsi en nous résumant, nous pensons que l'agonie est due généralement à une altération de l'encéphale, primitive ou secondaire ; le plus ordinairement dans ce cas, le sang est le moyen de transmission d'un principe délétère, quelquefois ce sont les organes mêmes de la sensibilité. Le défaut seul de la circulation, la stase du sang dans les vaisseaux et sinus cérébraux, nous paraissent aussi pouvoir occasionner les mêmes accidents ; enfin il arrive souvent qu'une abondante sérosité épanchée entre ses membranes et dans les ventricules, doit être la cause de l'agonie en comprimant l'encéphale ; c'est du reste ce que beaucoup d'autopsies ont confirmé, soit que la maladie eut son siège primitif dans le cerveau, soit qu'elle affectât tout autre organe.

Bichat, dans ses recherches sur la vie et la mort, a écrit des pages immortelles, qui apprennent à méditer sérieusement sur les phénomènes de la mort. Chaque page de son livre est un chef-d'œuvre où brillent les idées les plus nouvelles; il n'y a rien à y corriger : l'anatomiste, le physiologiste, le médecin, y trouveront toujours à apprendre.

Il laisse peu de choses à désirer sur la manière dont les organes de l'économie cessent d'agir à notre dernière heure, mais cet auteur, comme tous ceux qui l'ont précédé, a borné ses recherches à certaines fonctions; aucun d'eux n'a essayé de les étendre jusqu'aux phénomènes de l'action cérébrale, et n'a tracé l'ordre suivant lequel s'évanouissent les diverses facultés des sensations et de la pensée.

Il révèle la cause matérielle de la cessation des fonctions nécessaires à l'entretien de la vie; il indique l'ordre dans lequel les organes meurent; en un mot, il fait comprendre pourquoi l'on va mourir, mais, malheureusement, il ne dit pas comment l'on meurt.

En étudiant les phénomènes de la mort, il nous les montre à des âges différents : chez les vieillards, c'est une force invisible qui semble dépouiller graduellement l'homme de ses sens et de son intelligence, en le poussant lentement vers la décrépitude et le tombeau; chez l'adulte au contraire, son existence est brisée par un violent effort; l'un meurt, l'autre s'éteint. La mort du vieillard est une fin naturelle, celle de l'adulte est un accident (1). Cependant quelle que soit la cause de la mort, elle est précédée de symptômes précurseurs constituant l'agonie.

(1) Bouchut, *Signes de la mort*, p. 36.

Haller est le premier qui nous ait indiqué le signe certain de la mort, en disant : « *Cor primum vivens,* » *ultimum moriens;* le cœur vit le premier, meurt le » dernier. »

En conséquence, les phénomènes par lesquels a commencé la vie, sont aussi ceux par lesquels elle s'achève. La circulation s'est offerte la première, elle est aussi la dernière qui s'exécute. Les battements de l'oreillette droite, sont le premier mouvement du cœur qu'on observe chez l'embryon, c'est aussi le dernier qu'on observe chez l'agonisant. Les phénomènes nutritifs, auxquels l'existence du fœtus est, comme on l'a dit, presque entièrement bornée, continuent lorsque les organes destinés à nous mettre en rapport avec les êtres qui nous environnent, sont plongés depuis longtemps dans un sommeil dont ils ne se réveilleront plus.

Voici l'ordre dans lequel les facultés intellectuelles cessent et se décomposent : la raison, cet attribut dont l'homme est ici-bas le possesseur exclusif, l'abandonne la première; bientôt après il perd la puissance de comparer, d'assembler, de combiner, de joindre ensemble plusieurs idées, pour prononcer sur leurs rapports, on dit alors que le malade perd la tête, qu'il déraisonne; il entre dans un délire, roulant ordinairement sur les idées qui lui sont les plus familières ; la passion dominante se fait alors aisément reconnaître; l'avare tient sur ses trésors enfouis les propos les plus indiscrets, tel autre meurt assiégé de religieuses terreurs. Souvenir délicieux de la patrie absente, vous vous réveillez alors avec tous vos charmes et dans toute votre énergie.

Après le raisonnement et le jugement, c'est la faculté d'associer des idées, qui se trouve frappée de la destruction successive. Ceci arrive dans l'état connu sous le nom de *défaillance*, comme l'a éprouvé en lui un médecin célèbre. « Je causais, dit-il, avec un de mes amis, » lorsque j'éprouvai une difficulté insurmontable à » joindre deux idées, sur la ressemblance desquelles » je voulais former un jugement. Cependant la syncope » n'était pas complète, je conservais encore la mémoire » et la faculté de sentir, j'entendais distinctement les » personnes qui étaient près de moi dire : *il évanouit*, et » s'agiter pour me faire sortir de cet état, qui n'était » pas sans quelque douceur. »

La mémoire s'éteint. Le malade qui dans son délire reconnaissait encore ceux qui l'entouraient, méconnaît enfin ses proches, puis ceux avec lesquels il vivait dans une grande intimité.

Enfin il cesse de sentir, mais les sens s'éteignent dans un ordre successif et déterminé ; le goût et l'odorat ne donnent plus aucun signe de leur existence, les yeux se couvrent d'un nuage terne et prennent une expression sinistre ; l'oreille est encore sensible aux sons et au bruit ; voilà sans doute pourquoi les anciens, pour s'assurer de la réalité de la mort, étaient dans l'usage de pousser de grands cris aux oreilles du défunt. Le mourant ne flaire, ne goûte, ne voit et n'entend plus, qu'il lui reste la sensation du toucher, il s'agite dans sa couche, promène ses bras au dehors, change à chaque instant de posture ; il exerce, comme nous l'avons dit, des mouvements analogues à ceux du fœtus qui remue dans le sein de sa mère. La mort qui va le frapper, ne peut lui inspirer aucune frayeur, car il n'a plus d'idées, et il finit de vivre comme il avait commencé, sans en avoir la conscience.

Longtemps avant le terme de sa fin naturelle, l'homme est privé de la faculté de se reproduire, et dans le cours de l'agonie plus ou moins prolongée qui sert de passage entre la vie et la mort, ce sont d'abord les organes qui deviennent insensibles à toutes sortes d'impressions. les yeux s'obscurcissent, la cornée se flétrit, les paupières se ferment, la pupille se contracte comme dans le sommeil, la voix s'éteint, les membres et le tronc sont sans mouvement, et cependant la circulation et la respiration continuent à s'exécuter. Elles finissent par s'éteindre, la première d'abord dans les vaisseaux éloignés du cœur ; le pouls devient inégal, intermittent, disparaît peu à peu ; il y a déjà un moment que la main, posée sur la poitrine, ne peut sentir les battements du cœur, quoiqu'encore perceptibles à l'oreille ; enfin de proche en proche, le sang s'arrête dans les vaisseaux voisins de cet organe.

La seconde (la respiration), s'embarrasse graduellement, elle est inégale, pénible, quelquefois suspirieuse, et accompagnée d'un léger mouvement des lèvres ressemblant à un mouvement de déglutition ; les mouvements respiratoires perdent peu à peu de leur fréquence, et « peuvent arriver à dix par minute, dans les derniers » instants de la vie, et même moins si la mort est » imminente » (1).

Enfin tout à fait suspendue, après une forte expiration, les poumons ne donnent plus passage au sang que les veines rapportent de toutes parts au cœur. Ce liquide séjourne dans les cavités droites de cet organe, qui meurent les dernières *(ultimum moriens)* et, se laissant distendre par le sang qui s'y accumule, acquièrent une capacité bien supérieure à celle des cavités gauches, qui se vident d'une manière plus ou moins complète.

(1) Bouchut, *Loc cit.*, p. 42.

Tel est le mécanisme suivant lequel s'accomplit la mort naturelle. Le cerveau ne reçoit plus du cœur affaibli une quantité de sang assez considérable pour que la sensibilité existe, il reste encore un peu de contractilité dans les muscles respiratoires, elle se consume, et le mouvement circulatoire du sang s'arrête avec la vie de tous les organes dont ce liquide est un des principaux moteurs.

Quant à la mort accidentelle, c'est toujours la cessation de l'action du cœur et du cerveau qui la détermine, car la mort des poumons n'entraîne celle de tout le corps qu'en empêchant l'action du cœur, en interrompant son influence sur l'organe encéphalique. La vie s'éteint donc de la circonférence au centre, dans la mort naturelle ; la mort accidentelle frappe, au contraire, le centre avant les extrémités.

Le sang ne vivifiant plus les organes où le cœur l'envoyait, la température du corps s'abaisse considérablement, surtout à la périphérie. Le froid gagne la face, le nez, les lèvres, ainsi que les pieds et les mains, le tronc lui-même perd de sa température habituelle ; il est souvent recouvert d'une sueur visqueuse et glacée, qui augmente le refroidissement général. La face est pâle, mais d'une pâleur étrange, qu'on ne saurait méconnaître, quoique variant suivant la maladie à laquelle le malade succombe. La décoloration des lèvres, est en rapport avec celle du visage ; ainsi lorsque la pâleur est mate, jaunâtre, les lèvres sont légèrement rosées, ternes et grisâtres ; lorsque la face est livide, les lèvres paraissent d'un violet noirâtre plus ou moins foncé (1).

Les mains ne sont plus transparentes, elles sont d'un

(1) Bouchut, *Loc cit.*, p. 41.

blanc jaunâtre, très-mate comme de la cire, chez les individus dévorés par une cachexie, et au contraire, elles sont livides, parsemées irrégulièrement de taches rouges et bleues, chez ceux qui ont un obstacle à la circulation intérieure (1). La mort est là, avec son cortége effrayant, nous montrant avec quelle gradation nous arrivons au signe certain de la fin de la vie, la cessation des battements du cœur. Le corps meurt donc peu à peu et par degrés, dit l'éloquent Buffon, *et la mort n'est que le dernier terme de cette suite de degrés, la dernière nuance de la vie*, et de quelque manière qu'elle arrive, tout prouve que le cadavre est privé de son principe *animateur;* vainement on essaie de la saturer d'électricité ou de calorique, son immobilité atteste que ses éléments physiques ne sont point son principe de vie.

Parmi les différents phénomènes de l'agonie que nous avons exposés, beaucoup ne peuvent être bien appréciés que par les médecins ; mais il en est d'autres qui sont toujours les mêmes et qui ne variant jamais, peuvent être observés par tout le monde. Ceux-là seuls sont importants à connaître pour savoir ce que c'est que la mort.

Ils sont au nombre de trois :

1° L'affaiblissement des mouvements respiratoires, la diminution de leur fréquence et leur cessation complète ;

2° La disparition du pouls et la cessation des battements du cœur, à l'auscultation, quelques moments après le dernier mouvement respiratoire ;

3° La dilatation très-considérable de la pupille qui succède à sa violente contraction, et qui s'opère au moment où se font entendre les derniers battements du cœur (2).

La pupille, a dit Guéroult, *est la fenêtre de l'âme.*

(1) Bouchut, *Loc cit.*, p. 41.

(2) Bouchut, *Loc cit.*, p. 47-48.

CHAPITRE II.

Des divers moyens de distinguer la mort réelle de la mort apparente.

Après avoir traité dans le chapitre précédent des phénomènes de l'agonie et de la mort, nous avons maintenant à indiquer les signes certains de la mort, mis à la portée de tout le monde. Nous ne nous occuperons que des observations et des expériences faites sur les signes certains de la mort qui suivent, laissant à l'intelligence des médecins, l'appréciation des autres travaux scientifiques faits en cette matière, et dont eux seuls peuvent faire l'application.

Ces signes sont au nombre de huit :

1° La cessation des fonctions du cœur constatée par l'absence prolongée pendant cinq minutes des battements du cœur, à l'auscultation, et la cessation des fonctions des poumons et du cerveau ;

2° La cardiopuncture ;

3° Le relâchement simultané de tous les sphincters et le défaut d'action de l'atropine sur la pupille ;

2

4° La ligature du doigt sur la phalangette ;

5° Le refroidissement du corps à + 20 degrés centigrades ;

6° La rigidité cadavérique ;

7° L'absence de contractilité musculaire sous l'influence des stimulants galvaniques ;

8° La putréfaction.

§ I.

La cessation des fonctions du cœur, constatée par l'absence prolongée pendant cinq minutes des battements du cœur, à l'auscultation.

C'est Louis qui, par ses lettres sur la certitude des signes de la mort, a donné le signal de la réaction contre ceux qui soutenaient l'incertitude de ces signes, et le docteur Bouchut est venu, après lui, compléter, par ses expériences et ses observations, ce que Louis avait si bien commencé. Avant ce dernier, les médecins s'attachaient particulièrement à découvrir les premières traces, souvent tardives, de la décomposition des cadavres. S'ils s'étaient bien pénétrés du « *cor primum* » *vivens et ultimum moriens*, le cœur vit le premier et » meurt le dernier, » de Haller, ils auraient reconnu bien plus tôt le signe certain de la mort, dans la cessation des battements du cœur.

L'explication que nous avons donné, dans le chapitre premier, du mécanisme du cœur avec les poumons et le cerveau, démontre le moment précis de la mort particulière du cerveau, des poumons, et nous met à même de bien juger de la mort générale d'un individu. Ce mécanisme est le premier point qui aurait dû être traité dans tous les livres publiés avant celui du docteur Bouchut, le savant lauréat de l'académie des sciences, sur les signes de la mort. « C'est en vain, dit-il, qu'on » chercherait dans la science un seul fait avéré, capable » d'établir la persistance de la vie, après la cessation » des battements du cœur, je n'en ai point trouvé, et » j'oserais préjuger assez de l'avenir pour croire à l'im- » possibilité d'une pareille découverte.

» Il est évident que je n'entends point parler ici des » cas où un corps étranger, solide ou liquide, viendrait » à se trouver interposé entre les parois du thorax et » l'oreille de l'observateur.

» En pareille circonstance, les conditions ordinaires » sont changées, et les battements du cœur peuvent être » inappréciables à la région de cet organe, sans que pour » cela ils aient cessé, et sans qu'on doive juger de la » mort des individus. Ces battements ne sont quelque- » fois que déplacés, et on peut les entendre dans le côté » droit ou le dos.

» Dans les conditions ordinaires, lorsqu'il n'existe » pas d'obstacle mécanique qui empêche d'entendre les » bruits du cœur, leur cessation est un signe certain » de mort.

» Lorsqu'il existe, à la région du cœur, un obstacle » mécanique capable d'anéantir le bruit de ses mouve- » ments, on peut juger de sa vitalité persistante par » le pouls des grosses artères, ou par le jeu continu des » autres fonctions, principalement du cerveau, qu'il est » possible d'apprécier par l'état de la pupille et des » autres sphincters » (1).

(1) Bouchut, *Loc cit.*, p. 60.

Les expériences et les observations de Mr Bouchut, l'ont conduit à ce résultat, savoir : que toutes les morts apparentes, et en particulier celles qui sont dues à l'asphyxie et à la syncope, présentent, quelle que soit la diversité de leurs symptômes, un caractère commun, la persistance des battements du cœur, caractère qui les distingue de la mort réelle.

Certains poisons ont une action si énergique et si prompte, que la mort apparente arrive tout à coup pour faire place, en quelques instants, à la mort réelle. Des expériences ont aussi été faites pour s'assurer de l'état du cœur dans ces nouvelles conditions. Or, les résultats obtenus confirment pleinement la loi de la persistance des battements du cœur, lorsque la mort n'est qu'apparente.

Depuis Frédéric Hoffmann, on avait généralement attribué la syncope à la suspension complète des fonctions du cœur. Bichat et ses élèves avaient professé cette opinion, qui a été reproduite par les auteurs les plus récents de médecine légale. Or, Mr Bouchut a constaté que dans la syncope la plus complète, avec perte de sentiment et de mouvement, et avec refroidissement du corps, il n'y avait pas réellement suspension complète des contractions du cœur, mais bien seulement diminution de la fréquence et de la force de ses contractions.

A l'appui de cette observation, le même auteur a cité l'observation d'un homme qui, par suite d'une blessure de l'artère radiale, eut une hémorrhagie tellement considérable, qu'il éprouva, dans un court espace de temps, plusieurs syncopes effrayantes ; le blessé, insensible aux excitants, était complétement privé de connaissance, son corps, blanc comme le marbre, était refroidi, le pouls radial manquait, les battements du cœur étaient imperceptibles à la main, mais à l'auscultation, ils se faisaient entendre nettement à de longs intervalles.

Dans d'autres cas analogues, caractérisés par la pâleur générale, le refroidissement du corps, la perte de l'intelligence, de la sensibilité et du mouvement, dans lesquels les mouvements respiratoires étaient imperceptibles ou très-éloignés, l'auteur a également constaté que les battements du cœur, plus ou moins affaiblis, se réduisaient à vingt et même à quinze par minute. Mais dans tous ces cas de syncope par hémorrhagie portée au plus haut degré, ces battements pouvaient être facilement perçus à l'auscultation, et permettaient ainsi de distinguer la mort apparente de la mort réelle.

Ce n'est pas seulement dans les syncopes consécutives aux grandes hémorrhagies, que Mr Bouchut a constaté la persistance des battements du cœur ; il cite le cas d'une jeune fille hystérique, tombée tout à coup sans mouvement et sans voix, dont les membres étaient dans la *résolution la plus absolue*, dont la peau et les sens étaient complétement insensibles, et chez laquelle la persistance des battements du cœur, démontra que la vie n'était pas éteinte.

Depuis les expériences du même médecin, pour prouver la persistance des battements du cœur dans le cas de mort apparente, plusieurs savants ont répété souvent ces mêmes expériences sur des animaux ; ils ont produit la syncope à tous les degrés, souvent au degré le plus voisin de la mort, et quelquefois jusqu'à la mort même ; et les résultats ont pleinement confirmé le fait démontré par Mr Bouchut, la persistance des battements du cœur dans la syncope, et la perception de ces battements à l'auscultation.

Dans l'asphyxie par strangulation, avec mort apparente, c'est également à l'auscultation du cœur qu'il faut demander la preuve de la persistance de la vie ; ce fait résulte encore de plusieurs expériences faites sur des animaux.

On sait que les enfants, après leur expulsion du sein de la mère, sont restés quelquefois sans mouvement, sans voix, sans respiration, sans rien témoigner qui indiquât extérieurement la persistance de la vie ; or, dans cet état de mort apparente, connue sous le nom d'asphyxie des nouveaux-nés, c'est encore dans l'exploration des battements du cœur par l'auscultation, que l'on trouve le signe qui distingue cet état de la mort réelle, la persistance des battements du cœur.

Plusieurs auteurs ont mentionné le ralentissement et même l'absence du pouls dans les morts apparentes occasionnées par un froid rigoureux, et surtout par le froid qui a surpris l'homme dans le sommeil. Si on avait examiné le cœur, on aurait vu que la mort n'était qu'apparente, par la constatation des battements du cœur.

En résumé, l'apoplexie, le coma épileptique ou hystérique, les empoisonnements par les narcotiques, les poisons diffusibles, par l'alcool, l'éther, le chloroforme, par l'acide prussique, etc., etc., la congélation, l'asphyxie et la syncope, sous toutes les formes et à tous les degrés, toutes les maladies enfin qui ont été citées comme exemple de mort apparente, peuvent être distinguées de la mort réelle par la persistance des battements du cœur.

Nous terminons en disant que la cessation définitive des battements du cœur, est toujours accompagnée de deux phénomènes *très-frappants* et *faciles à constater*, à savoir : la cessation des mouvements respiratoires, et la perte du sentiment et du mouvement; de sorte qu'en somme, *la mort est certaine, lorsqu'on a constaté chez l'homme la cessation définitive des battements du cœur, laquelle est immédiatement suivie, lorsqu'elle n'en a pas été précédée, de la cessation de la respiration et de celle des fonctions du sentiment et du mouvement.*

A CESSATION DES FONCTIONS DE LA RESPIRATION.

Dans le monde, en général, on attache beaucoup d'importance à la cessation de la respiration; on a jusqu'à un certain point raison, quand on considère que la mort du poumon coïncide avec la cessation définitive des battements du cœur et de la circulation.

Jusqu'à ce jour, on n'avait point insisté sur ce signe tiré de l'état du cœur, signe qui témoigne d'une manière certaine que la respiration a cessé pour toujours.

Plusieurs des moyens qu'on avait indiqués pour juger l'absence de la respiration, étaient complètement erronés. On avait cru d'abord pouvoir reconnaître qu'un individu ne respirait plus, lorsqu'en plaçant devant la bouche et les narines, la flamme d'une bougie ou des filaments de laine, ces corps restaient immobiles, mais on avait reconnu plus tard que, dans la respiration lente et faible, ces corps n'éprouvaient aucun mouvement appréciable à la vue. D'un autre côté, on avait regardé comme un signe certain de respiration, l'humidité répandue à la surface d'un miroir approché des lèvres d'un moribond, mais cette surface peut être ternie par la vapeur qui s'exhale d'un cadavre encore chaud, ou par l'humidité de l'air.

Winslow dit, que « selon quelques personnes, on peut

» juger qu'un individu n'est pas mort, si l'on aperçoit du » mouvement dans l'eau dont on aura rempli un verre » posé sur l'appendice xyphoïde, le sujet étant couché » sur le dos ; il serait, je pense, plus convenable, qu'on » fît cette expérience en mettant le sujet sur le côté, de » façon que l'extrémité du cartilage de l'avant-dernière » côte, fût la partie la plus élevée, et sur laquelle on » placerait le verre plein d'eau ; il serait mieux que sur » l'appendice xyphoïde, pour apercevoir le plus léger » mouvement qui se ferait dans la poitrine ; mais, de » plus, ne sait-on pas que, pour entretenir la respiration » dans le cas dont il s'agit, il suffit que le diaphragme » ait du mouvement, et que ce mouvement peut être » assez doux pour n'en causer aucun dans les côtes. » Ainsi, le repos de la liqueur n'est pas une preuve que » les fonctions vitales soient abolies, et même l'agitation » de cette liqueur ne prouve pas qu'elles subsistent, car » la fermentation des humeurs pourrait exciter ce mou- » vement dans un mort. Quels reproches n'aurait-on pas » à se faire, si l'on abandonnait un sujet sur lequel ces » moyens auraient été éprouvés sans succès ? On doit » en tenter d'autres qui soient efficaces pour rappeler » d'une mort apparente à la vie. »

Bouchut, dit avec raison, qu'il est impossible d'attacher quelque importance aux épreuves du miroir ou de la bougie placée devant la bouche, et du verre d'eau mis sur le cartilage de la dernière côte ; elles ne prouvent pas plus l'interruption des fonctions respiratoires que la cessation de la vie, et les motifs qu'il en donne sont parfaitement justes.

La respiration peut, dit-il, paraître avoir complètement cessé de s'accomplir, en raison du repos absolu des muscles respiratoires, sans que pour cela la suspension soit réelle et définitive, l'hématose continuant à s'opérer par un mouvement intérieur et insensible. Cela est difficile à comprendre, mais il n'en doit pas être ainsi; et dans l'asphyxie des nouveaux-nés, dans la syncope, dans la léthargie, etc., etc., où le repos apparent des muscles de la respiration n'a pas amené la mort, il faut que l'hématose se soit faite intérieurement, incomplétement, si l'on veut, mais il faut qu'elle se soit accomplie, et cela, sans doute, à l'aide des mouvements respiratoires inappréciables. En effet, dans ces états morbides, les battements du cœur se font entendre et entretiennent la vie, ce qui ne pourrait avoir lieu, si le sang ne subissait pas l'influence de l'air dans les poumons. Tout à l'heure, nous disions : la mort du cœur entraîne celle des poumons et du cerveau ; mais l'action est réciproque, et la mort des poumons est aussi celle du cerveau et du cœur. Du moment où l'on perçoit les battements de cet organe, les mouvements respiratoires étant suspendus à l'extérieur, c'est qu'il y a au dedans des phénomènes capables de suppléer à cette absence apparente, et de servir, au besoin, à l'hématose.

Mr Rayer, rapporteur à l'académie des sciences, au sujet du prix fondé en 1837 par Mr Manni, pour le meilleur mémoire sur les signes certains de la mort, dit qu'en observant d'un œil attentif la poitrine et l'abdomen dépouillés de tout vêtement, l'immobilité complète des parois de ces deux cavités, et l'absence de tout murmure respiratoire à l'auscultation, indiquent le défaut de respiration; la persistance des battements du cœur, permet de penser que cette fonction n'est que suspendue; la cessation des battements de cet organe, annonce qu'elle a cessé pour toujours.

B CESSATION DES FONCTIONS DU CERVEAU.

La cessation des fonctions du cerveau, n'est pas aussi facile à traiter, car on ne peut juger de sa mort définitive que par les troubles qui en sont la conséquence, mais nullement par l'absence des phénomènes mécaniques qui lui seraient propres. Le défaut d'action des sens et des facultés intellectuelles, n'est plus un fait matériel comme celui de la perception des battements du cœur ; l'activité cérébrale et les facultés intellectuelles peuvent être suspendues momentanément, sans que pour cela on puisse conclure à la mort de l'individu.

C'est donc dans le fait de la cessation définitive des battements du cœur, qu'il faut chercher la certitude que les fonctions du système nerveux sont abolies et non suspendues.

Mr Rayer, dans le même rapport cité, dit que pour juger de l'état de vie ou de mort, par l'état du système nerveux, on avait proposé de titiller la luette, d'appliquer des sternutatoires sur la membrane pituitaire, d'introduire dans les narines de l'ammoniaque, de l'acide acétique, de recourir aux vésicatoires, à la brûlure, à la cautérisation avec le feu ou avec l'eau bouillante, aux incisions plus ou moins étendues, au pincement du mamelon avec une érigne, etc., etc., mais ces moyens ne provoquent quelquefois ni sensation, ni mouvement chez les individus atteints d'affections cérébrales profondes, et encore moins chez ceux qu'on soumet à l'action de l'éther ou du chloroforme. La perte complète du sentiment ou du mouvement est compatible avec la vie ; mais lorsque les battements du cœur ont définitivement cessé, elle devient un des phénomènes les plus frappants de la mort.

En conséquence, la cessation définitive des mouvements du cœur et de la circulation, constatée par l'auscultation, est un signe certain de la mort ; signe d'autant plus certain, que la cessation définitive des battements du cœur, entraîne immédiatement la cessation de la respiration et des fonctions du système nerveux, lorsqu'elle n'en a pas été précédée.

§ II.

La Cardiopuncture.

La cardiopuncture, appliquée à constater la mort réelle du cœur, est un progrès sur l'auscultation, en ce sens qu'elle est un moyen d'une observation plus facile, d'une précision plus grande, puisqu'alors que l'auscultation fait supposer l'inertie du cœur, l'aiguille peut encore constater, par les oscillations, l'existence de son action.

Il est bien certain qu'il n'y a dans ce moyen de diagnostic de la mort réelle, que des avantages sans nul inconvénient, car les expériences de Cloquet, de Bretonneau, de Velpeau, de Bouchut et les nôtres, prouvent qu'on peut, sans danger, mettre une fine aiguille d'acupuncture ou une aiguille ordinaire dans le cœur.

L'opération de la cardiopuncture, se fait en enfonçant à trois centimètres de profondeur, entre la cinquième et la sixième côte, près du sternum, dans la paroi du cœur, une aiguille d'acupuncture ou une longue épingle à insecte, et à défaut de ces deux, une longue aiguille fine à coudre. Si l'extrémité restée libre ne s'agite pas, la personne est réellement morte, puisqu'on a la preuve que le cœur n'exécute plus de mouvement; si au contraire, il y a la moindre oscillation, la personne vit encore.

§ III.

Relâchement simultané de tous les sphincters, et défaut d'action de l'atropine sur la pupille.

Un indice de la cessation des fonctions du cerveau, c'est le relâchement simultané de tous les sphincters, résultant de leur paralysie, au moment de la mort. Cette observation, faite par Mr Bouchut, n'a point été admise d'une manière absolue par les commissaires de l'académie des sciences, tout en reconnaissant que le relâchement brusque et presque instantané de tous les sphincters, y compris celui de la pupille, est chez l'homme, dans l'immense majorité des cas, l'effet de la mort et non celui d'un état morbide (1).

Cependant on ne peut affirmer que la paralysie générale des sphincters ne puisse exister sur l'homme, alors que la mort n'est pas encore consommée. Le relâchement de tous les sphincters a lieu dans beaucoup de cas d'agonie, lorsque l'auscultation permet encore d'entendre les battements du cœur; et certaines affections

(1) C'est un fait acquis à l'observation de toutes les gardes-malades, que lorsqu'un individu à l'agonie se vide instantanément, elles disent il est mort.

cérébrales peuvent entraîner en même temps que le relâchement des sphincters, la dilatation de la pupille.

Brown Séquard a prouvé par ses expériences, que l'action de l'atropine persiste encore quelques minutes après la mort, mais il faut se hâter, et si l'on attend un peu trop, l'iris reste insensible à l'influence de l'atropine.

Toutes les fois qu'un individu est mort, et que la cessation des battements du cœur a lieu, la pupille est dilatée outre mesure, et l'œil n'exerce plus aucun mouvement, et l'application de l'atropine reste sans effet; tandis que dans le cas morbide, où on observe ce phénomène de la dilatation de la pupille, l'œil exerce encore quelques légers mouvements automatiques; l'atropine dilate la pupille, et l'aiguille d'acupuncture révèle la vitalité encore existante du cœur.

Formule de solution d'atropine.

Sulfate d'atropine........ 10 centigrammes.
Eau distillée............ 30 grammes.

Faites dissoudre, instillez une goutte entre les paupières.

§ IV.

De la ligature du doigt sur la phalangette.

La vacuité des vaisseaux capillaires, conséquence de la cessation de la circulation déterminée par celle des battements du cœur, étant le but des recherches de tous ceux qui étudient les signes de la mort, Hugo Magnus a pensé que la ligature d'un doigt sur la dernière phalange, pourrait faciliter la solution du problème à résoudre. En effet, si la circulation existe, et c'est le cas des morts apparentes, l'extrémité étranglée de la phalangette deviendra d'abord rouge, puis de plus en plus noire, jusqu'à ce que la couleur se convertisse en un bleu rougeâtre, excepté la partie attenante à la ligature où se voit un anneau blanc. Si aucun de ces phénomènes ne se produit, la mort est certaine.

§ V.

Le refroidissement du corps à + 20 degrés.

Le phénomène du refroidissement du corps, a été parfaitement apprécié par Orfila. Il ne manque jamais, se développe graduellement, et n'est complet qu'au bout de 15 à 20 heures, chez le plus grand nombre des malades. Les extrémités et la surface du corps commencent à se refroidir avant la mort, comme nous l'avons dit à l'article de l'agonie.

Le refroidissement du corps peut être accéléré ou retardé, suivant les circonstances.

Il est plus lent à se déterminer, lorsque la mort est produite par l'apoplexie et par les maladies aiguës, et plus prompt, lorsqu'une maladie chronique ou une hémorrhagie a mis fin à la vie. Les individus morts asphyxiés par le charbon, par strangulation, conservent leur chaleur pendant longtemps, tandis qu'il arrive très-promptement dans l'asphyxie par submersion.

L'obésité ou l'amaigrissement, offrent encore des différences dans le refroidissement; plus un corps est gros, plus il met de temps à se refroidir.

L'adulte se refroidit plus lentement que le vieillard.

La saison, le climat, ont une grande influence sur le refroidissement du corps ; ainsi, plus la température est élevée, plus lentement arrive le refroidissement.

Lorsqu'un individu est à jeun ou a l'estomac plein, au moment de la mort, il se passe des phénomènes différents. Le docteur Ollivier, d'Angers, a rapporté un cas de mort violente (*Archives du médecin*, t. III) survenu au moment de la digestion, et dans lequel la cavité abdominale s'était conservée plus chaude que les autres parties.

Dans l'hystérie, la fièvre pernicieuse algide et d'autres maladies, le corps est très-froid dans la première période. Il faut donc conclure, que si le refroidissement est un phénomène constant dans le cadavre, il est loin de pouvoir servir à distinguer la mort apparente de la mort réelle, lorsqu'il n'est pas réuni à d'autres signes, comme l'absence de tout battement du cœur à l'auscultation et à la cardiopuncture.

Le docteur Bouchut, dans ses recherches thermométriques sur l'abaissement de la température des cadavres, a parfaitement élucidé la question, d'après un relevé de 1100 observations ; nous ne pouvons mieux faire que de le citer textuellement.

« L'abaissement de la température des cadavres est » chose proverbiale, et elle est signalée par tous les » auteurs qui ont parlé des phénomènes de la mort. Gens » du monde, médecins, physiologistes, tout le monde » est d'accord sur ce point.

» Jusqu'à ce jour, le refroidissement des corps a été » considéré comme un phénomène ne pouvant servir » au diagnostic de la mort réelle et de la mort » apparente. »

Divergie, avant Bouchut s'est exprimé ainsi :

« Lá respiration et les fonctions de la vie, seules
» sources de la chaleur animale, ayant cessé, le corps
» se met peu à peu en équilibre avec tout ce qui l'envi-
» ronne. Le refroidissement est plus ou moins rapide,
» suivant la nature de la température et la densité du
» milieu où le corps se trouve, et le genre de mort
» auquel l'individu a succombé. Toutefois, les causes de
» la déperdition de calorique qui existent pendant la
» vie, ne sont plus aussi nombreuses, le rayonnement
» et la conductibilité sont les seuls agents du refroidis-
» sement ; en sorte que le refroidissement serait plus
» rapide pendant la vie, si par la pensée on venait à
» soustraire les causes puissantes de la production de
» la chaleur. C'est à cette déperdition de calorique qu'il
» faut attribuer ce froid glacial qui impressionne si
» désagréablement les personnes qui n'ont pas l'habi-
» tude de toucher des cadavres. La température du
» corps est la même que celle des objets environnants ;
» mais comme la peau a une grande densité, elle sous-
» trait à la main une somme de calorique plus grande,
» augmentée encore par l'idée de mort qui vient s'ajou-
» ter à la sensation perçue. »

Le docteur Bouchut répond : « cela est vrai ; tant
» qu'on formulera de cette manière, le fait physiologique
» de *l'abaissement de la température après la mort*, le
» phénomène n'aura pas de valeur diagnostique. Mais
» si l'on applique à sa recherche les mêmes moyens de
» précision qu'on emploie dans l'étude de la chaleur
» animale dans l'état de santé et de maladie, on arrivera
» à des résultats tout différents ; alors, on sera tout
» surpris de trouver une vérité de la plus haute impor-
» tance remplaçant une affirmation physiologique

» n'ayant rien de pratique ; j'ai donc fait pour l'étude de » la chaleur cadavérique, ce que Gavarret nous a appris » à faire pour la chaleur morbide, et ce que depuis lors, » Roger, Traube, Wunderlich, Baerensprung, Hirtz, » Claude Bernard, Béclard et tant d'autres, ont fait » d'après ces heureux exemples. J'ai eu recours au » thermomètre, qui m'a donné des résultats prévus » d'avance par la physiologie, mais qui me permettront » de faire sortir la question des signes de la mort, de » l'incertitude où elle est restée jusqu'à ce jour. Ce n'est » pas là une grande découverte, mais c'est une idée » pratique, d'une exécution facile et à la portée de tous, » même des personnes étrangères à la science, ou sans » instruction. J'ai donc indiqué le chiffre de + 20 degrés » centigrades, comme signe certain de la mort.

» Si l'on veut un instrument à l'usage des personnes » qui ne savent pas lire, il faut prendre le thermomètre » spécial construit dans cette intention et qui n'offre » d'autre indication qu'un *zéro,* correspondant à + 20 » degrés centigrades, c'est un *nécronomètre.* Au-des- » sous de *zéro*, c'est toujours la mort.

» En effet, la plus basse température qu'on ait jamais » observée chez l'homme, est de + 22 degrés, c'est » celle de l'œdème algide chez les enfants nou- » veaux-nés.

» Le fait a été publié par Henri Roger, Hervieux, et » je l'ai constaté plusieurs fois dans le service de » Legroux à l'hôtel-Dieu, le *fait est donc bien acquis à » la science.* »

En résumé, 1° le refroidissement du corps de l'homme à + 20 degrés centigrades, constaté avec le *nécronomètre*, pendant cinq minutes, dans l'aisselle, le bras appuyé contre le corps, et à + 22 degrés centigrades dans le rectum, sont un signe certain de mort.

2° Lorsque la température du corps humain s'abaisse au point de se mettre à peu près en équilibre avec la température environnante, et qu'elle ne dépasse plus que de 3 à 5 degrés, on peut affirmer que la mort est certaine.

3° Dans un appartement bien chaud, et dans une étuve à une haute température, le refroidissement du cadavre s'arrête et l'on peut même le réchauffer.

A trois degrés au-dessus de zéro du *nécronomètre* qui correspond à 22 degrés ; la colonne rouge ne sert pas à reconnaître la réalité de la mort, mais quand l'instrument est à zéro ou au-dessous, on affirme sans hésitation que l'individu est bien mort et sans espoir de retour à la vie.

§ VI.

La rigidité cadavérique.

Il y a déjà longtemps que la rigidité cadavérique a été regardée comme un signe de mort. Tous les médecins légistes, ont admis la certitude de ce signe qui ne peut être contesté, tant sont irrécusables les observations et les expériences sur lesquelles elle repose. La démonstration de l'importance et de la certitude de ce signe est due à deux médecins français, Louis et Nysten.

Après la mort, la flexibilité des articulations disparaît; le tissu musculaire s'endurcit ; les membres deviennent immobiles et tellement raides, que, lorsqu'on cherche à étendre une ou plusieurs parties des membres, ces parties obéissent comme un corps inanimé ; on peut même lever un cadavre tout d'une pièce, en le prenant par la tête, les pieds restant appuyés sur le sol, absolument comme si on voulait soulever une planche, en la prenant par une de ses extrémités.

Nul état convulsif ou tétanique ne peut offrir cette succession de phénomènes, et tromper un médecin. Dans les maladies convulsives, la circulation persiste; dans la rigidité cadavérique, les battements du cœur, la respiration et les fonctions du système nerveux ont cessé complètement.

Un auteur a prétendu que la rigidité cadavérique se manifestait au plus tard au bout de sept heures. Nous avons vu des cadavres dans lesquels elle ne s'est manifestée qu'au bout de vingt-quatre heures; nous avons observé ce fait dans un couvent de religieuses de Sainte-Claire dont nous sommes le médecin depuis dix-neuf ans. Ces religieuses qui mènent une vie très-austère, meurent toutes de langueur, complètement anémiques, ou phtisiques, ou d'affections catarrhales. Chez elles, le facies hyppocratique est à peine marqué, leurs traits nullement altérés, n'offrent rien de cette image de la mort qui produit une si pénible impression, quand on regarde un cadavre. Elles expirent toutes paisiblement et en pleine connaissance.

L'absence ou le retard de rigidité cadavérique doivent dépendre probablement de l'anasarque qui termine toutes les maladies de ces religieuses.

Le refroidissement du corps devrait aussi se faire plus promptement; il n'en est rien, et cependant leurs cellules sont loin d'être chaudes, car elles n'y font jamais de feu; elles meurent sur leur paillasse, et aussitôt mortes, elles sont, selon l'usage du couvent, déposées à terre, sur une couverture de laine, en attendant le cercueil. Comme la rigidité cadavérique, la putréfaction arrive si tard, que le plus souvent, on les enterre sans aucun signe de décomposition.

La rétraction musculaire qu'on attribue à la contractilité musculaire ou à la coagulation de la fibrine dans les petits vaisseaux, serait d'après plusieurs auteurs la cause de la rigidité cadavérique.

Louis, au contraire de Bruhier qui n'attache aucune importance à la raideur des membres, nous a tracé de main de maître les phénomènes de la rigidité cadavérique.

« Des recherches, dit-il, faites avec toute l'attention » dont j'étais capable, et que j'ai suivies pendant plu- » sieurs années sans interruption, m'ont fait voir sur » plus de cinq cents sujets, morts de diverses maladies, » qu'à l'instant de la mort, c'est-à-dire, au moment de » la cessation des mouvements qui animent la machine » du corps humain, les articulations commencent à de- » venir raides, même avant la diminution de la chaleur » naturelle (1). Il résulte de cette remarque, que la » flexibilité des membres est un des principaux signes » par lesquels on peut juger qu'une personne n'est pas » morte, quoiqu'elle ne donne d'ailleurs aucun signe de » vie.

» Allant ensuite au-devant de toutes les objections » qui pourraient être faites au sujet de certains phéno- » mènes qui peuvent en imposer pour de la raideur ca- » davérique; il ajoute : Un homme expérimenté n'i- » gnore pas qu'il y a des syncopes convulsives, et » qu'un violent accès de vapeurs peut suspendre les

(1) Nous avons observé aussi ce commencement de raideur, même avant la diminution de la chaleur naturelle.

» fonctions vitales et animales, au point que la per-
» sonne paraisse morte. L'inflexibilité des membres ac-
» compagne ordinairement cet état, parce que cette
» maladie est convulsive. Ces apparences ne feront
» point illusion à un homme de l'art. Il y a plusieurs
» signes caractéristiques pour distinguer ces cas.
» 1° Dans une mort apparente accompagnée d'une affec-
» tion convulsive, la raideur des membres sera un acci-
» dent primitif et se manifestera en même temps que la
» mort illusoire. Tout au contraire, l'inflexibilité des
» membres, signe d'une mort réelle, sera un symptôme
» consécutif de l'apparence de la mort. 2° Quand un
» muscle est en convulsion, il est dur, inégal, comme
» dans sa contraction, parce que la convulsion d'un
» muscle n'est elle-même qu'une contraction contre na-
» ture, involontaire et permanente. Ainsi dans un cas
» convulsif, si le sujet, par exemple, a les avant-bras
» fléchis, les muscles biceps seront dans un état de du-
» reté qu'on n'apercevra pas aux muscles antagonistes.
» Dans le cas de mort réelle, les muscles qui servent
» aux actions contraires, sont dans le même état, et il
» n'y a aucune marque à laquelle on puisse juger qu'un
» d'eux est dans une action forcée.

» Ces distinctions supposent l'examen d'une personne
» éclairée. Et peut-on avoir recours à quelqu'un de
» trop intelligent dans un cas aussi critique? Mais comme
» on n'est pas toujours à porté des connaisseurs, le
» repos et la sûreté publique exigent que nous cher-
» chions des règles que tout le monde entende et dont
» tout le monde soit capable de faire usage. . . .

» Si la raideur et l'inflexibilité des membres vient de
» la convulsion des muscles, on aura toutes les peines
» imaginables, et souvent il sera impossible de forcer

» un membre à faire un mouvement opposé à celui où il » est fixé par l'action convulsive des muscles, et si l'on » en vient à bout, le membre retournera avec violence » vers le lieu où il était ; on observera tout le contraire » dans les cadavres. Dès qu'on aura forcé l'articulation, » le membre est indifférent à tel ou tel mouvement, et » il suit constamment les règles du mouvement des corps » inanimés (1). »

D'après Nysten, si on dissèque une articulation et qu'on enlève la peau, les aponévroses, les ligaments articulaires et les capsules synoviales, le membre conserve toute sa rigidité. Tandis que la mobilité du membre revient entièrement, si laissant intactes les parties ligamenteuses, on coupe les muscles qui passent sur les articulations.

Bouchut après Louis et Nysten, a complété ce sujet par ses propres expériences et s'exprime ainsi :

« La rigidité cadavérique commence ordinairement » au cou et à la mâchoire inférieure, d'où elle gagne les » extrémité supérieures, du haut en bas, puis les mem- » bres pelviens. Sur deux cents cas, Sommer n'en a » rencontré qu'un seul où elle ne commençait pas au » cou. Elle rend les muscles, tant fléchisseurs qu'exten- » seurs, plus fermes et plus denses, et détermine la ré- » traction de leur tissu. Sommer a vu des cas où la » bouche était ouverte au moment de la mort, la mâ- » choire inférieure se rapprocher de la supérieure, » sous l'influence de la rigidité cadavérique. Il a observé » aussi qu'une flexion plus considérable s'opère aux ex- » trémités ; que, par exemple, le pouce s'applique con- » tre la paume de la main, ou que même l'avant-bras se

(1) Louis, page 133.

» fléchit un peu. Si l'on emploie la force pour vaincre la » raideur déjà entièrement développée dans une partie, » elle n'y reparaît plus ; mais si l'on agit ainsi avant » qu'elle soit parvenue à son plus haut degré, elle se re- » produit. Le relâchement commence ordinairement » à la tête, d'où elle s'étend aux membres thoraciques, » puis aux Pelviens. »

Comme nous le voyons, M. Bouchut ne le cède en rien aux observations de ses prédécesseurs.

§ VII.

L'absence de contractilité musculaire sous l'influence des stimulants galvaniques.

L'absence complète des phénomènes d'irritabilité musculaire sous l'influence d'excitants divers et du galvanisme, est un signe certain de mort.

Toutefois, cette vérité a été contestée. Alors des médecins se sont mis de nouveau à l'œuvre pour vérifier les recherches qui avaient été faites, et leur ajouter celles qu'ils avaient entreprises sur l'influence des *Stimulants galvaniques*. Ils ont prouvé qu'en pratiquant cette excitation *d'une certaine manière*, elle ne produisait aucun résultat sur le tissu musculaire, et qu'alors la vie était définitivement éteinte.

Comme ces expériences pour constater la mort, ne peuvent être bien faites que par des médecins ou des personnes versées dans les sciences de physique, de physiologie, nous renvoyons ceux qui pourraient les faire aux travaux publiés par Haller, Robert Whyt, Zinn, Volta, Mezzinni, Vallé, Klein, Bichat, Humboldt, Fowler, Nysten, Hallé, Magendie, Royer, Bouchut, etc.

§ VIII.

De la Putréfaction.

La putréfaction est la décomposition que subissent sous l'influence de certaines conditions, les corps organisés que la vie a abandonnés ; décomposition accompagnée de production de substances nouvelles, et particulièrement de gaz remarquables par leur fétidité.

La putréfaction se reconnaît à la coloration bleuâtre, verdâtre ou brune des parties qu'elle occupe, au ramollissement des tissus, à l'odeur *sui generis* qui l'accompagne.

On la considère comme le signe le plus certain de la mort, signe auquel s'attachaient trop les médecins d'autrefois ; ne tenant point assez compte de l'*ultimum moriens de Haller ;* en un mot de la cessation des battements du cœur, comme le signe immédiat et le plus certain de la mort.

Comme l'attente de la putréfaction n'est pas sans inconvénient pour la salubrité, on avait eu l'idée, en Allemagne surtout, de créer des maisons mortuaires pour y déposer les cadavres ; ces salles ne seraient tout au plus nécessaires que pour déposer les corps des familles pauvres, qui n'ont qu'une chambre pour toute habitation, puisqu'aujourd'hui on n'a plus besoin, d'après les progrès de la science, d'attendre la putréfaction pour constater la mort réelle.

Les personnes étrangères à la médecine, pourraient néanmoins confondre la putréfaction avec une contusion violente compliquée d'ecchymose, ou bien avec la gangrène. Afin qu'elles ne commettent pas d'erreur, il est bon de les prévenir qu'il n'y a pas d'odeur putride dans la contusion. Il y a bien, il est vrai, dans la gangrène une odeur désagréable, mais cette odeur ne ressemble en rien à celle de *relent* de la putréfaction cadavérique, qui du reste n'a pas de limites comme celle de la gangrène; et un de ses caractères est de se manifester d'abord sur le ventre du cadavre.

Louis critiquant Bruhier, dit que pour donner la putréfaction comme signe infaillible de la mort, il aurait dû distinguer la pourriture qui attaque un corps vivant, de celle qui s'empare d'un mort, car chacune a des caractères qui lui sont propres. « Louis dans son ouvrage » sur les signes de la mort, dit que jamais la gangrène » sèche n'a eu lieu sur un corps mort, parce qu'il n'y a » dans un mort, ni la chaleur, ni l'action des vaisseaux » par laquelle les sucs se durcissent et deviennent avec » les solides une masse homogène qui forme la croûte » que nous appelons eschare. La putréfaction qui atta- » que les morts, est toujours une gangrène humide, » c'est une espèce de dissolution ; mais cette gangrène » est bien différente de celle qui attaque les parties » d'un corps vivant; dans ce cas, on voit une tuméfac- » tion, une tension et une rougeur inflammatoire qui » séparent le mort du vif. La surpeau se détache de la » peau, et produit des vésicules remplies de sérosité. » Dans les morts au contraire, la peau est d'abord pâle, » elle devient d'une couleur blanche grisâtre, elle prend » après des nuances plus foncées; elle devient d'un » bleu qui tire sur le vert, et ensuite d'un bleu noirâtre » qu'on aperçoit à travers la peau qui prend enfin cette » dernière couleur. Ces observations sont faites d'après » la nature même, et si l'on croyait devoir attendre la » putréfaction des sujets, il faudrait bien distinguer ces

» signes; car la vie d'un homme étant d'un prix inestimable, on ne doit rien négliger de ce qui peut prévenir de donner la sépulture à un homme vivant. Quand » dans la révolution des siècles, il n'y aurait qu'une » personne qui par le défaut de ces connaissances, put » devenir la victime du sentiment que nous réfutons, » cela suffirait pour noter les distinctions caractéristiques que nous avons indiquées.

Mr Deschamps de Melun, dans une note communiquée par lui à l'académie de médecine, a fort bien apprécié les diverses circonstances de la putréfaction.

Voici comment est conçue cette note :

« 1° Tant que le cadavre conserve sa chaleur naturelle, le ventre ne se colore pas.

» 2° La coloration verte abdominale, coïncide très-souvent avec la rigidité cadavérique. »

Cette observation est en contradiction avec ce que nous avons dit plus haut, d'après le résultat de nos observations, c'est que la rigidité cadavérique commence à disparaître, dès que la putréfaction se manifeste; il est probable que Mr Deschamps a voulu dire qu'elle coïncidait avec le commencement de la cessation de la rigidité cadavérique.

» 3° Les parois du ventre restent à l'état normal tant » que les muscles sont sensibles aux stimulants galvaniques et électriques.

» 4° Exposés à un froid de zéro, les cadavres se conservent.

» 5° Le thermomètre étant à zéro, les cadavres demeurent huit, neuf et quelquefois douze et quinze jours » sans offrir aucune trace de coloration, et il s'exhale à » peine une odeur de *relent*. Si la température s'élève » de 4 à 5 + 0, et que le dégel arrive, souvent en quel-

» ques heures l'odeur cadavérique devient piquante,
» ammoniacale, et le ventre se colore.

» 6° Un cadavre qui passe de zéro à une température
» de 20 à 25 + 0, et qui reste exposé à cette chaleur,
» pendant toute la journée, présente souvent, le soir
» même, la couleur caractéristique.

» 7° Que la mort arrive naturellement, comme dans
» l'espèce humaine, ou bien que l'on prive de vie les
» vertébrés à sang chaud, au moyen de la strangulation,
» de l'hémorrhagie, de la submersion, ou par la destruc-
» tion du cerveau, du cœur, des poumons, de la moëlle-
» épinière, toujours la coloration abdominale est la
» première à survenir sur les parties intactes du
» cadavre.

» 8° Le genre de maladie influe d'une manière notable
» sur le phénomène de la coloration. La phlegmasie des
» viscères abdominaux, les épanchements intra et extra
» péritonéaux, et particulièrement les collections séro-
» purulentes qui se forment dans les fièvres puerpéra-
» les, déterminent avec une rapidité extrême la colora-
» tion ventrale.

» 9° Après l'inhumation, comme à l'air libre, la colo-
» ration arrive encore la première. »

Il est possible d'accélérer la coloration verte ou bleue du ventre, et de s'assurer plus tôt de la réalité de la mort ; pour cela la température de la chambre mortuaire doit être de 20 à 25 + 0 ; en hiver, il suffit d'allumer le feu pour obtenir le degré de chaleur qu'on rencontre en été. L'air chaud et humide favorise rapidement le développement de la coloration verte du ventre.

L'électricité et la lumière favorisent aussi la décomposition des cadavres. Mr Deschamps a cependant observé, que la putréfaction était accélérée par l'obscurité.

La teinte noirâtre ou bleue se manifeste, au plus tard, à la fin du troisième jour, quand on entretient sur le ventre des compresses imbibées d'eau froide.

Nous pensons que Mr Deschamps à dû faire cette observation par une température déjà assez élevée, puisque les corps se décomposent moins vite dans l'eau froide, dans la submersion, par exemple.

Il n'en est pas moins important de savoir, que pour l'espèce humaine, il n'y a pas de danger de conserver un cadavre jusqu'à la coloration ventrale, puisque Mr Deschamps a remarqué que dans les vertébrés à sang chaud, la putréfaction va de la périphérie au centre, tandis que c'est le contraire dans les vertébrés à sang froid.

En résumé, une chaleur modérée, unie à une certaine humidité, est une des conditions les plus favorables à la putréfaction. L'électricité accélère aussi la putréfaction; tout le monde sait avec quelle rapidité les viandes se corrompent par les temps d'orage.

La putréfaction peut varier dans son développement, suivant l'état du cadavre. La nature de la maladie à laquelle a succombé l'individu, peut exercer une grande influence. L'âge de l'individu lui-même, n'est pas sans exercer une action sur la marche de la putréfaction. Les jeunes enfants se putréfient plus rapidement que les adultes, et les vieillards moins rapidement que les deux premiers. La putréfaction marche aussi plus vite dans les parties qui ont été divisées, soit que les plaies aient été faites pendant la vie ou après la mort.

CHAPITRE III.

Explication anatomique réduite à sa plus grande simplicité, pour faciliter aux personnes étrangères à la médecine, la constatation de la mort.

La poitrine, autrement dite *thorax* en anatomie, est une cage osseuse, composée en arrière d'un certain nombre d'os posés les uns sur les autres, qu'on appelle *vertèbres,* faisant partie de la colonne vertébrale, vulgairement dite *échine.*

De ces vertèbres, partent des os étroits, longs, et se rendant en forme de demi-cercle, sur le devant de la poitrine, pour s'attacher à un os plat formant la partie antérieure de la poitrine, et qu'on appelle *sternum.* Du haut de cet os, il en part un à droite et un à gauche, ressemblant un peu, par son étroitesse et sa largeur, à une côte ; il va s'attacher à l'épaule, c'est ce qu'on appelle la *clavicule,* au-dessous de laquelle se trouve la première côte.

Cette cage osseuse, renferme de chaque côté un poumon. Près du *sternum,* entre la cinquième et sixième côte du côté gauche, se trouve placé le cœur.

CHAPITRE IV.

Règle à suivre pour constater la mort.

Lorsqu'on veut constater la mort d'un individu, on commence par lui tâter le pouls, en appliquant le doigt indicateur (celui qui est à côté du pouce) et le doigt du millieu de la main, sur l'artère qui bat de long et en dedans, et presque au bout de l'os de l'avant-bras qui est du côté du pouce.

Si vous sentez battre le pouls, l'homme vit encore ; si vous ne sentez aucune pulsation, ce n'est pas une preuve qu'il soit mort, car, comme nous l'avons dit dans le chapitre premier, la circulation du sang se retire peu à peu jusqu'au cœur.

Dans ce cas, placez la main sur la place du cœur, entre la cinquième et la sixième côte, près du *sternum;* si vous sentez une impulsion du cœur, l'individu vit encore; mais si vous n'en sentez pas, l'homme peut être encore en vie ; alors appliquez, pendant cinq minutes, l'oreille au même endroit où vous avez posé la main ; si vous n'entendez point le tic-tac, et même le tac simple du cœur, l'homme doit être réellement mort. Cependant votre oreille peut vous tromper encore. Il vous reste une dernière et décisive épreuve, c'est d'enfoncer à travers l'espace compris entre la cinquième et la sixième côte, toujours près du *sternum*, à une profondeur de trois centimètres (et cela sans craindre de faire le moindre mal ni de tuer la personne), une aiguille longue et fine à acupuncture; à défaut de celle-ci, vous pourrez vous servir d'une longue épingle à insecte ou même d'une longue et fine aiguille à coudre.

Si cette aiguille enfoncée ainsi dans la paroi du cœur, l'extrémité restée libre, est immobile, c'est que le cœur a définitivement cessé de battre, et l'homme est irrévocablement mort; tandis qu'au contraire, l'aiguille s'agite plus ou moins vivement, si le cœur est encore en mouvement, et l'homme est vivant.

Il est bon de répéter cette opération du côté droit, en observant la même règle que pour le côté gauche, et cela pour le cas excessivement, rare où le cœur se trouverait à droite, par transposition anomale.

Cet examen fini, vous procédez ensuite à l'expérience d'une goutte de solution d'atropine instillée entre les paupières; ayant eu soin avant, de bien vous rendre compte de la grandeur de la pupille. Vous attendez un quart d'heure; si au bout de ce temps, la pupille ne s'est pas dilatée davantage, vous avez un signe certain de mort.

Ensuite vous faites la ligature d'un doigt sur la phalangette ou dernière phalange; si la circulation existe, l'extrémité étranglée de la phalangette deviendra d'abord rouge, puis de plus en plus noire, jusqu'à ce que la couleur se convertisse en un bleu noirâtre, excepté la partie attenante à la ligature où se voit un anneau blanc.

Si aucun de ces phénomènes ne se produit, la mort est certaine.

Passant ensuite au refroidissement du corps; posez le *Nécronomètre* du Docteur Bouchut (1), sous l'aisselle, en laissant le bras appuyé contre le corps. Si vous remarquez plus de 20 degrés, la mort est certaine. Dans le rectum vous devez trouver + 22 degrés.

La rigidité cadavérique doit ensuite fixer votre attention. Il est impossible de faire fléchir un membre à un cadavre sous l'influence de la rigidité cadavérique ; on peut même le prendre par la tête et le lever tout d'une pièce, comme une planche, sans le faire fléchir.

Quand à l'absence de contractilité musculaire sous l'influence des stimulants galvaniques, l'électricité ; tout le monde ne peut constater la mort, par ce moyen. Il faut un médecin ou une personne s'occupant de science physique.

En dernier lieu, vous avez à tenir compte de la putréfaction et pour cela, consultez le chapitre qui est relatif à ce signe infaillible de la mort.

(1) Le nécronomètre du Docteur Bouchut, se trouve chez MM. Alvergnat frères, fabricants de thermomètres, rue de la Sorbonne, 10, Paris.

DICTIONNAIRE ALPHABÉTIQUE

DES MOTS SCIENTIFIQUES

CONTENUS DANS CET OUVRAGE.

Abdomen. Vulgairement dit, le ventre.

Abdominal. Qui a rapport au ventre.

Absorption. Fonction par laquelle les êtres organisés et vivants, pompent au moyen des pores et de vaisseaux destinés à cet usage, et élaborent en même temps, les substances nécessaires à leur mouvement continuel de composition et de décomposition.

Acupuncture. Piqûre faite avec une aiguille ou introduction d'une aiguille à une certaine profondeur, soit dans une partie malade, soit dans une partie que l'on présume avoir des rapports avec celle qui est le siége d'une maladie.

Ammoniacal. Qui tient de l'ammoniaque, alcali qu'on retire du sel ammoniac.

Anémie. Elle est caractérisée par la pâleur de la peau et tous les signes d'une extrême faiblesse et d'une diminution notable de la quantité ordinaire du sang.

Anémique. Qui tient de l'anémie.

3..

Anomal. Tout ce qui est irrégulier ou contraire à l'ordre naturel.

Antagoniste. Le muscle antagoniste est celui qui tend à communiquer à la partie à laquelle il s'attache, un mouvement opposé à celui que produit l'autre muscle.

Aponévrose. Membrane blanche, luisante et très-résistante.

Apoplexie. Vulgairement coup de sang; maladie qui attaque le cerveau, et qui ôte tout-à-coup le mouvement et le sentiment.

Appendice Xyphoïde. C'est le petit prolongement cartilagineux qui termine le sternum au bas de la partie antérieure de la poitrine, vers ce point qu'on appelle vulgairement le creux de l'estomac.

Aréoles. Les anatomistes entendent par aréoles, les petits espaces que laissent entr'eux les faisceaux de fibres, les lamelles ou les vaisseaux dans certains tissus (os) et dans quelques organes.

Artère. Vaisseau destiné à porter le sang, soit du cœur aux poumons, soit du cœur à toutes les parties du corps.

Articulaire. Qui a rapport aux jointures du corps, aux articulations.

Articulation. Assemblage et mode de connexion de deux ou plusieurs pièces osseuses qu'elles soient ou non mobiles l'une sur l'autre.

Asphyxie. Suspension des phénomènes de la respiration et par suite des fonctions du cerveau, de la circulation et de toutes les autres fonctions.

Atropine. Alcaloïde retiré de la Belladone.

Auscultation. Action d'écouter, de prêter l'oreille en l'appuyant sur le point qu'on veut écouter.

Automatique. Epithète donnée aux mouvements qui

s'exécutent sans qu'on y fasse attention, sans que la volonté y participe.

Autopsie. Ouverture et examen de toutes les parties d'un cadavre.

Biceps. Nom de deux muscles qui ont chacun deux attaches à leur partie supérieure.

Cachexie. Mauvaise disposition du corps, causée par la dépravation des humeurs.

Calorique. Principe de la chaleur.

Canal. En anatomie, conduit ou cavité étroite et allongée qui donne passage soit à un liquide soit à un organe quelconque.

Capillaire. Vaisseau gros comme un cheveu.

Capsules Synoviales. Petits sacs membraneux, sans ouverture, blanchâtres, demi-transparents, minces et mous, formés d'un seul feuillet, qui se déploie sur les surfaces des cavités articulaires Diathrodiales (qui permet des mouvements en tous sens) et aux endroits où glissent beaucoup de tendons.

Cardiopuncture. Action d'enfoncer une aiguille dans le cœur.

Cartilage. On donne ce nom à un tissu solide du corps qui malgré sa dureté, jouit d'un assez haut degré d'élasticité et de flexibilité.

Catarrhal. Qui est relatif au catarrhe.

Catarrhe. Nom donné à toute inflammation aiguë ou chronique des membranes muqueuses, avec augmentation de la sécrétion habituelle de ces membranes.

Cérébral. Qui appartient au cerveau, à l'encéphale.

Chronique. Se dit des maladies qui parcourent lentement leurs périodes.

Chyle. Le fluide qui se sépare des aliments pendant la digestion, pour servir à la formation du sang.

Clavicule. Os s'attachant au sternum et à l'épaule.

Coagulation. Phénomène dans lequel un liquide se prend tout-à-coup en masse solide et tremblante.

Collapsus. Diminution de l'excitabilité du cerveau, par suite de laquelle, cet organe cesse de remplir ses fonctions ou ne les remplit qu'irrégulièrement.

Coma. Assoupissement plus ou moins profond.

Contractilité. Propriété vitale qui donne aux parties qui en sont douées, la faculté de se contracter.

Contraction. Resserrement, rapprochement des molécules d'un corps qui a pour résultat de diminuer le volume en augmentant la densité.

Convulsif. Qui est accompagné de convulsion.

Convulsion. Contraction et relâchement alternatif, violent et involontaire des muscles qui habituellement ne se contractent que sous l'influence de la volonté.

Cornée. La plus épaisse des tuniques de l'œil, ainsi nommée parce qu'elle a quelque ressemblance avec de la corne.

Déglutition. Action d'avaler.

Diagnostique. Qui se dit des signes à l'aide desquels le médecin reconnaît le caractère propre d'une maladie.

Diaphragme. Muscle entre la poitrine et le ventre, leur servant de cloison ou de séparation.

Diffusibles. Se dit des substances qui, comme l'alcool, l'éther, excitent vivement tous les tissus d'une manière passagère, et réagissent promptement sur le cerveau.

Ecchymose. Tâche livide, noirâtre ou jaunâtre qui résulte de l'extravasation du sang dans le tissu lamineux, à la suite d'un coup, d'une ligature trop serrée et de toute autre cause apte à déterminer la rupture des vaisseaux capillaires sanguins.

Elaboration. On donne ce nom aux divers changements que les substances assimilables subissent par l'action des organes vivants, avant de devenir nutritives.

Electricité. C'est un fluide dont l'accumulation se manifeste par des étincelles, fait éprouver des commotions plus ou moins fortes au système nerveux, et produit des effets analogues et même identiques à ceux du tonnerre.

Electrique. Se dit de tout corps susceptible de s'électriser.

Embryon. Germe fécondé et qui a déjà pris un certain développement dans le sein de la mère.

Encéphale. Ensemble de toutes les parties qui chez les animaux vertébrés sont contenues dans la cavité du crâne.

Epilepsie. Maladie nerveuse, dont les accès consistent dans l'abolition subite des fonctions des sens et de l'entendement, accompagnée de convulsions.

Epileptique. Qui a rapport à l'épilepsie.

Erigne. Pince à crochet.

Eschare. Croûte noire ou brunâtre qui résulte de la mortification et de la désorganisation d'une partie vivante dans les affections gangréneuses ou par l'action d'un caustique ou d'une brûlure.

Excitabilité. Faculté qu'ont les êtres vivants d'être sensibles à l'action des excitants.

Excitants. On donne ce nom à tous les agents thérapeutiques propres à stimuler les tissus organiques, à les rendre plus vifs et plus prompts, dans l'exercice de leurs fonctions, et par suite à déterminer une accélération des phénomènes vitaux.

Excrétion. Action par laquelle certains organes qui remplissent l'office de réservoir, rejettent au dehors les matières liquides ou solides qu'ils contiennent.

Exhalation. Fonction de l'économie animale, en vertu de laquelle sont versés sous forme de rosée, dans les aréoles des tissus organiques et à la surface des diverses membranes et de la peau, des fluides destinés à être définitivement éliminés, comme la sueur, ou à être reportés dans le torrent de la circulation, comme les fluides séreux, médullaires, etc., etc.

Exploration. Action d'examiner attentivement.

Extenseur. Muscle qui sert à étendre une partie quelconque.

Extravasation. Action par laquelle le sang ou les autres liquides des corps organisés s'épanchent hors des vaisseaux destinés à les contenir.

Facies ou face hippocratique. Caractère particulier que la face présente chez les sujets menacés d'une mort prochaine. Les signes qui la distinguent sont : peau du front tendue, sèche et recouverte d'une sueur froide ; yeux enfoncés dans leurs orbites et entr'ouverts pendant le sommeil ; nez effilé, tempes creuses, pommettes saillantes ; oreilles froides, sèches et retirées ; lèvres décolorées, livides et pendantes.

Fibrine. C'est la base du tissu musculaire.

Fièvre algide. Fièvre dans laquelle le malade éprouve, pendant l'accès, un froid glacial. C'est une variété de la fièvre intermittente pernicieuse, qui affecte ordinairement le type tierce, et dont le second ou le troisième accès est souvent mortel.

Fièvre pernicieuse. On donne ce nom à des fièvres remittentes ou intermittentes dont le caractère est tellement grave et insidieux, qu'elles se terminent souvent d'une manière funeste, au moment ou l'on s'y attend le moins, si on ne les traite pas par des moyens actifs.

Fièvre type tierce. Fièvre intermittente, dont les accès reviennent de deux jours l'un, de sorte que le jour où il n'y a pas d'accès, le malade semble en parfaite santé.

Fléchisseur. Muscle qui détermine la flexion des parties auxquelles il s'attache.

Flexion. Action de fléchir.

Fœtus. Vers le deuxième mois de la grossesse, le produit de la conception prend le nom de fœtus, et le conserve tout le temps qu'il demeure contenu dans la matrice.

Galvanique. Qui tient du galvanisme.

Galvanisme. Electricité développée par la simple superposition de corps métalliques de nature différente, sans le secours ni du frottement ni de la percussion ou de la chaleur, seuls moyens qu'on croyait autrefois capables de mettre en mouvement le fluide électrique.

Gangrène. Extinction de toute action organique dans une partie molle quelconque, avec réaction de la puissance vitale dans les parties contiguës, c'est une mort réelle.

Hématose. Sanguification ou conversion du chyle en sang, et du sang veineux en artériel.

Hémorrhagie. Effusion d'une notable quantité de sang.

Homogène. Similaire, qui est de même genre, de même nature, de même espèce.

Huméral. Qui a rapport à la partie du bras qui tient à l'épaule.

Hystérie. Maladie nerveuse paraissant avoir son siége dans la matrice.

Inhumation. Action d'enterrer un individu.

Innervation. Mode d'activité propre aux éléments nerveux.

Iris. Membrane circulaire placée à la partie antérieure de l'œil.

Irritabilité. Propriété qu'ont les corps organisés de réagir contre les corps étrangers.

Lamineux. Garni ou composé de lames ou feuillets.

Léthargie. Vulgairement dite mort apparente.

Ligament. Faisceau fibreux, d'un tissu blanc, argenté, très-serré, peu extensible et difficile à rompre.

Ligamenteux. Qui est de la nature des ligaments.

Lombaire. Qui a rapport aux lombes.

Lombes. Régions du ventre situées sur les côtés de la région de l'ombilic, l'une à droite, l'autre à gauche.

Matrice. La matrice est l'organe destiné, dans l'appareil générateur de la femme, à contenir le produit de la conception depuis la fécondation jusqu'à la naissance.

Médullaire. Tout ce qui a rapport à la moelle et à sa membrane.

Membrane. Nom générique de divers organes minces, représentant des espèces de toiles, souples, dilatables, blancs, gris ou rougeâtres, variables dans leur structure et dans leurs propriétés vitales, destinés à absorber, à exhaler et à sécréter certains fluides, ou à envelopper d'autres organes.

Membrane pituitaire. On donne ce nom en anatomie à la membrane muqueuse qui tapisse les cavités nasales et les sinus maxillaires et frontaux.

Membres. Appendice du tronc auquel ils sont unis au moyen d'articulations.

Moelle épinière. Portion des centres nerveux qui se continue avec la protubérance cérébrale au niveau du grand trou occipital, et descend dans le canal vertébral jusqu'au niveau de la deuxième vertèbre lombaire, sans le remplir exactement.

Mortification. Se dit en chirurgie de l'état des parties gangrénées.

Muscle. Organe plus ou moins rouge, charnu, fibreux, éminemment contractile, s'implantant sur les os au moyen de tendons ou d'aponévroses, servant à l'exécution des mouvements.

Musculaire. Qui est de la nature des muscles.

Narcotiques. Substances qui assoupissent.

Nécronomètre. Instrument à l'aide duquel on mesure la température d'un cadavre.

Obésité. Enbompoint excessif occasionné par la graisse.

Occipital. Qui appartient à l'occiput, et nom de l'os symétrique qui forme la partie postérieure-inférieure du crâne.

Occiput. Partie postérieure-inférieure de la tète formée par l'os occipital.

Ombilic. C'est l'enfoncement ou la dépression que présente le milieu du ventre, place dite vulgairement le *nombril*.

Oreillette. On appelle ainsi deux cavités situées à la partie supérieure du cœur, et distinguées en droite et gauche.

Pelvien. Qui appartient au bassin qui forme vulgairement les hanches.

Perception. Action de sentir, d'entendre les battements du cœur.

Péripneumonie. On désigne communément sous ce nom, l'inflammation du tissu du poumon; il serait mieux de dire l'inflammation de l'enveloppe du poumon, autrement dite la pleurésie.

Périphérie. Circonférence ou surface extérieure d'un corps quelconque.

Péritonéaux. Qui tiennent au péritoine.

Péritoine. Membrane séreuse qui tapisse la cavité abdominale, se prolonge sur la plupart des organes contenus dans cette cavité, les enveloppe en totalité ou en partie, et maintient leurs rapports respectifs au moyen de nombreux prolongements et de replis ligamenteux.

Phalanges. Petits os longs qui concourent à former les doigts et les orteils.

Phalangettes. Nom donné aux dernières phalanges des doigts et des orteils, qui portent les ongles.

Phlegmasie. Veut dire inflammation.

Phthisie. Vulgairement maladie de poitrine.

Phthisique. Qui tient de la phthisie, qui est poitrinaire.

Pleurésie. Inflammation de l'enveloppe du poumon.

Pouls. Sensation de soulèvement brusque que le doigt éprouve, lorsqu'il palpe une artère reposant sur un plan osseux résistant, qui permet au doigt de le déprimer.

Protubérance. Bosse, éminence ou saillie.

Puerpéral. Qui a rapport à l'accouchement.

Pupille. Ouverture que la membrane iris (membrane circulaire placée à la partie antérieure de l'œil) présente dans son milieu, et par laquelle passe les rayons lumineux pour arriver au cristallin (corps lenticulaire transparent).

Putréfaction. Décomposition des corps en pourriture.

Radiale artère. L'une des branches de bifurcation de l'artère humérale ou brachiale ; cette artère radiale est celle du pouls qu'on trouve au bout de l'avant-bras, près du poignet, le long de l'os radius qui est du côté du pouce.

Rectum. Troisième et dernière portion du gros intestin, se terminant à l'endroit dit anus.

Relent. Nom exprimant une odeur propre à la décomposition du cadavre, ou même de toute chair qui se corrompt.

Résolution. Pour dire l'affaissement ou la cessation permanente ou momentanée des contractions musculaires qui n'opposent plus d'obstacle à l'action de la pesanteur sur les parties du corps, ni de résistance aux efforts d'une personne étrangère.

Rétraction. Action par laquelle une partie se resserre, se contracte, se raccourcit.

Rigidité cadavérique. Défaut de souplesse, roideur du cadavre.

Sécréteurs. Nom des vaisseaux et des organes qui servent aux sécrétions.

Sécrétion. Fonction organique qui s'opère spécialement dans les glandes, et qui consiste dans une élaboration particulière des matériaux du sang, élaboration qui s'accomplit instantanément aux extrémités du système vasculaire sécréteur et qui varie dans chaque organe, à raison de son organisation spéciale; de là la formation de liquides différents, tels que la bile, l'urine, le lait, etc., etc.

Séreux. Formé par la sérosité.

Séro-purulent. Contenant de la sérosité et du pus.

Sinus. Toute concavité ou excavation anfractueuse dont l'intérieur est plus évasé que l'entrée.

Sphincter. Nom de certains muscles annulaires, ainsi appelés, parce qu'ils servent à fermer et à resserrer les ouvertures ou conduits naturels.

Stase. Séjour du sang ou des humeurs dans quelques parties du corps.

Sternum. Os plat formant la partie antérieure de la poitrine.

Sternutatoires. Substances qui font éternuer, en irritant la muqueuse nasale.

Stimulants. Médicaments qui ont la propriété d'exciter plus ou moins promptement et d'une manière apparente l'action organique des divers systèmes de l'économie.

Strangulation. Acte de violence qui consiste en une constriction exercée directement soit autour soit au-devant du cou, et ayant pour effet, en s'opposant au passage de l'air, de suspendre brusquement la respiration et la vie.

Stupéfiants. Substances qui produisent la stupeur, qui assoupissent comme l'opium.

Stupeur. Engourdissement général, diminution de l'activité des facultés intellectuelles, accompagnée d'un air d'étonnement ou d'indifférence.

Submersion. Action de plonger ou d'être entièrement plongé dans un liquide.

Syncope. Suspension subite et momentanée de l'action du cœur, avec interruption de la respiration, des sensations et des mouvements volontaires.

Tétanique. Qui tient du tétanos.

Tétanos. Névrose de la locomotion qui consiste dans la contraction permanente de tous les muscles ou seulement de quelques-uns, sans alternative de relâchement.

Thérapeutique. Se rapportant aux moyens de guérison.

Thermomètre. Instrument mesurant la chaleur.

Thermométrique. Qui a rapport au Thermomètre.

Thoracique. Qui dépend du thorax ou poitrine.

Thorax. Cage osseuse formant la poitrine.

Tissus. On connaît sous ce nom, en anatomie, les diverses parties qui, par leur assemblage, forment nos organes, et en sont comme les éléments anatomiques.

Tunique. Toute production membraneuse qui enveloppe certaines parties du corps.

Vapeurs. Synonyme de maladie nerveuse.

Vasculaire. Qui est relatif aux vaisseaux.

Vertèbres. On appelle vertèbres, les 24 os qui forment la colonne vertébrale ou échine.

Vertébrés. Qui a des vertèbres.

Viscère. Ce mot pris dans son acception la plus étendue, désigne, en général, tous les organes plus ou moins compliqués logés soit dans la tête, le thorax et le ventre.

FIN.

TABLE DES MATIÈRES.

CHAPITRE III.

CHAPITRE IV.

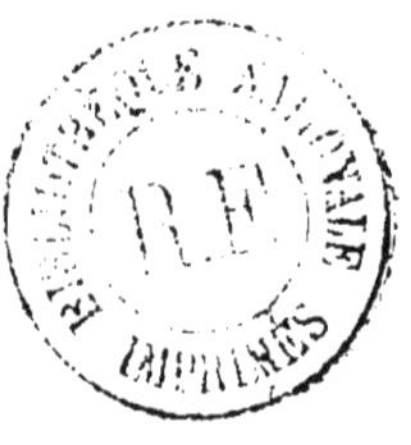

FIN DE LA TABLE.

Typographie Mme J. Dumont, place St-Martial, Limoges.

www.ingramcontent.com/pod-product-compliance
Ingram Content Group UK Ltd.
Pitfield, Milton Keynes, MK11 3LW, UK
UKHW021631260726
13994UKWH00003B/1169

9 782329 349824